U0346445

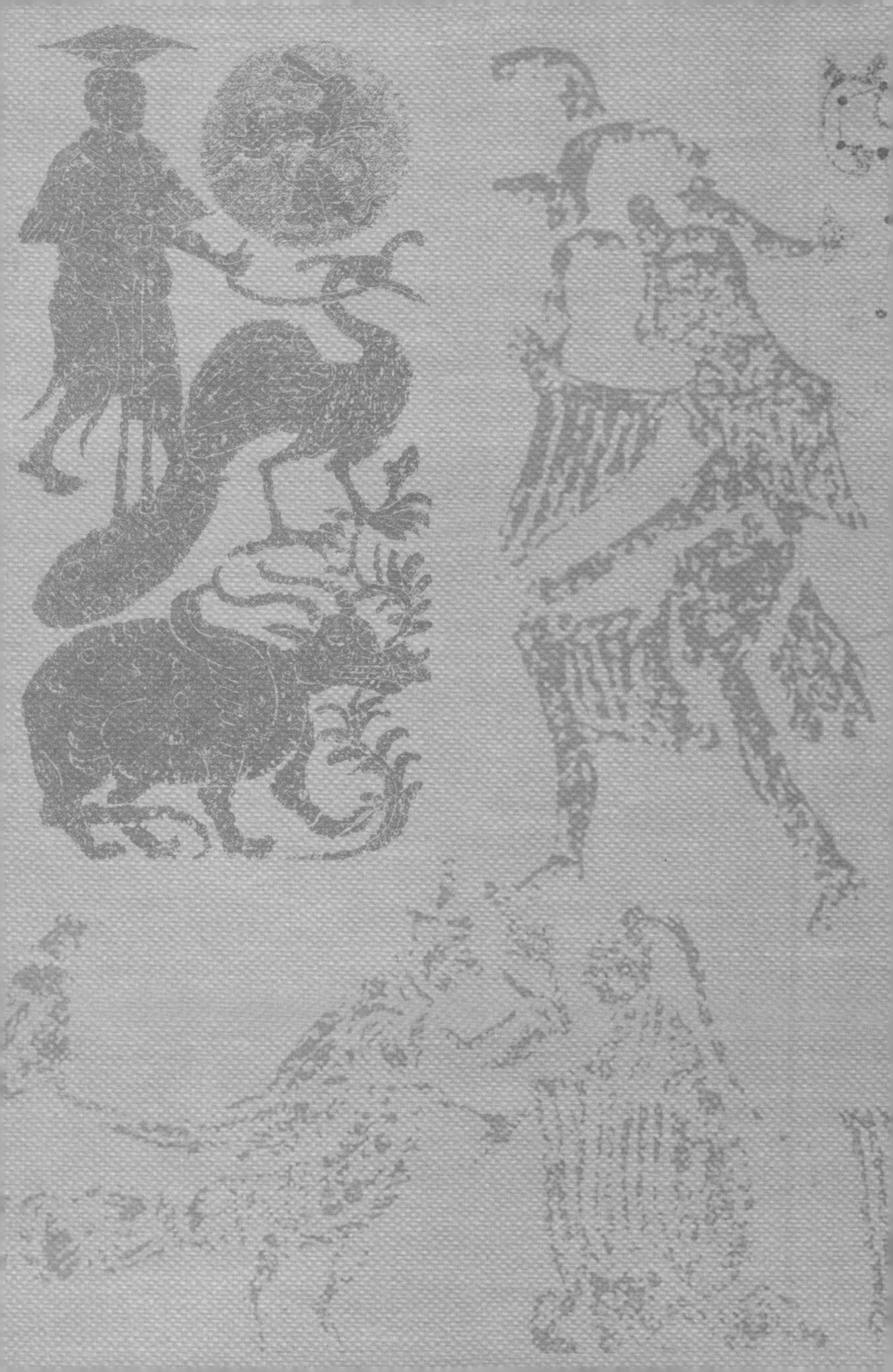

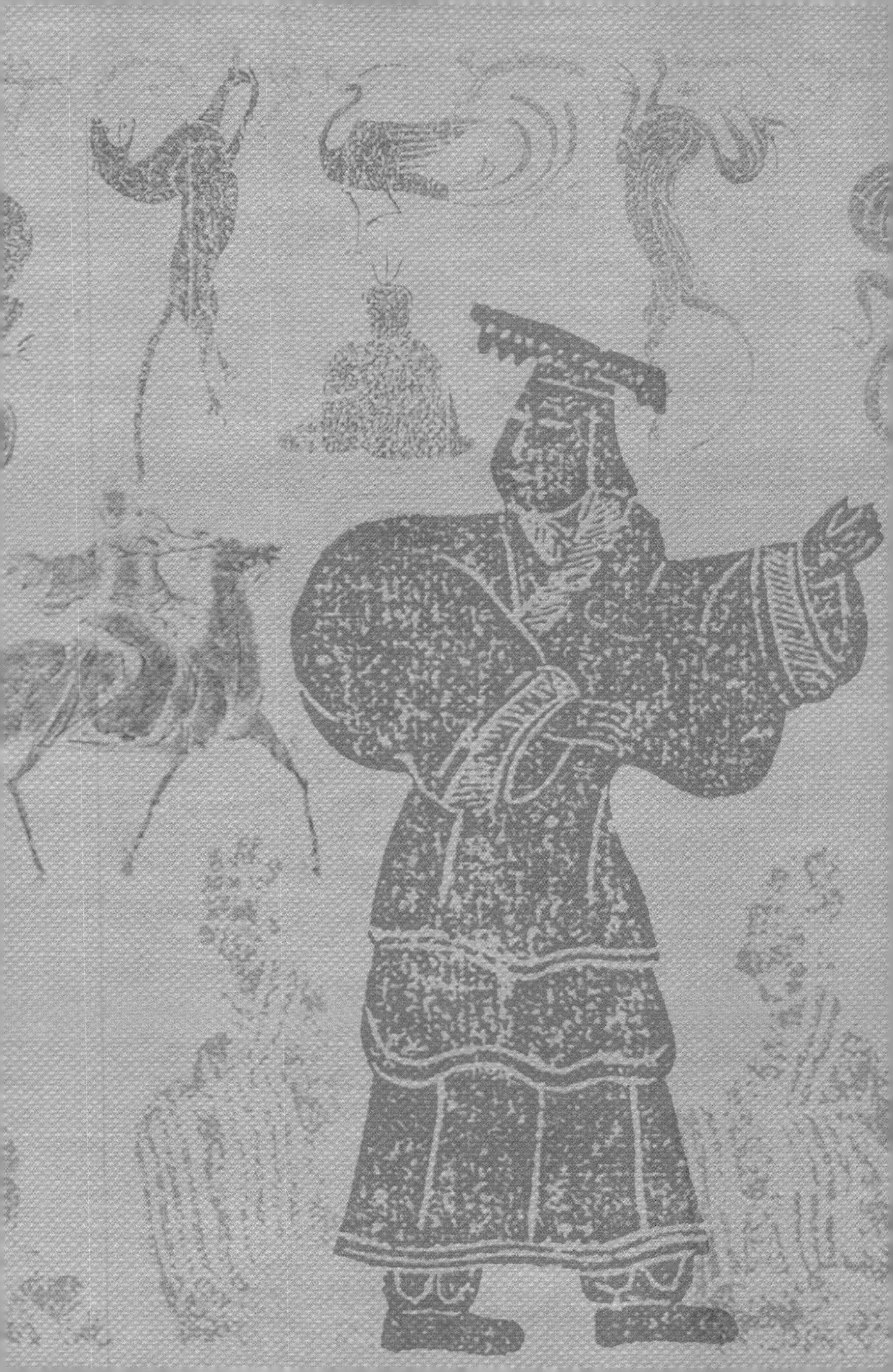

中国古医籍整理丛书

# 神仙服饵

佚名　撰

李崇超　校注

中国中医药出版社

·北　京·

**图书在版编目（CIP）数据**

神仙服饵/佚名撰；李崇超校注．—北京：

中国中医药出版社，2016.11（2022.10 重印）

（中国古医籍整理丛书）

ISBN 978－7－5132－3505－1

Ⅰ.①神… Ⅱ.①佚… ②李… Ⅲ.①养生（中医）－中国－古代 Ⅳ.①R212

中国版本图书馆 CIP 数据核字（2016）第 154801 号

**中国中医药出版社出版**

北京经济技术开发区科创十三街 31 号院二区 8 号楼

邮政编码 100176

传真 010－64405721

廊坊市祥丰印刷有限公司印刷

各地新华书店经销

开本 710×1000 1/16 印张 4.25 字数 21 千字

2016 年 11 月第 1 版 2022 年 10 月第 4 次印刷

书号 ISBN 978－7－5132－3505－1

定价 15.00 元

网址 www.cptcm.com

**服务热线 010－64405510**

**购书热线 010－89535836**

**维权打假 010－64405753**

**微信服务号 zgzyycbs**

**微商城网址 https://kdt.im/LIdUGr**

**官方微博 http://e.weibo.com/cptcm**

**天猫旗舰店网址 https://zgzyycbs.tmall.com**

如有印装质量问题请与本社出版部联系（010－64405510）

# 国家中医药管理局
# 中医药古籍保护与利用能力建设项目
## 组织工作委员会

**主 任 委 员** 王国强

**副主任委员** 王志勇 李大宁

**执行主任委员** 曹洪欣 苏钢强 王国辰 欧阳兵

**执行副主任委员** 李 昱 武 东 李秀明 张成博

**委 员**

各省市项目组分管领导和主要专家

（山东省）武继彪 欧阳兵 张成博 贾青顺

（江苏省）吴勉华 周仲瑛 段金廒 胡 烈

（上海市）张怀琼 季 光 严世芸 段逸山

（福建省）阮诗玮 陈立典 李灿东 纪立金

（浙江省）徐伟伟 范永升 柴可群 盛增秀

（陕西省）黄立勋 呼 燕 魏少阳 苏荣彪

（河南省）夏祖昌 刘文第 韩新峰 许敬生

（辽宁省）杨关林 康廷国 石 岩 李德新

（四川省）杨殿兴 梁繁荣 余曙光 张 毅

各项目组负责人

王振国（山东省） 王旭东（江苏省） 张如青（上海市）

李灿东（福建省） 陈勇毅（浙江省） 焦振廉（陕西省）

蔡永敏（河南省） 鞠宝兆（辽宁省） 和中浚（四川省）

## 项目专家组

**顾　问**　马继兴　张灿玾　李经纬

**组　长**　余瀛鳌

**成　员**　李致忠　钱超尘　段逸山　严世芸　鲁兆麟
郑金生　林端宜　欧阳兵　高文柱　柳长华
王振国　王旭东　崔　蒙　严季澜　黄龙祥
陈勇毅　张志清

## 项目办公室（组织工作委员会办公室）

**主　任**　王振国　王思成

**副主任**　王振宇　刘群峰　陈榕虎　杨振宁　朱毓梅
刘更生　华中健

**成　员**　陈丽娜　邱　岳　王　庆　王　鹏　王春燕
郭瑞华　宋咏梅　周　扬　范　磊　张永泰
罗海鹰　王　爽　王　捷　贺晓路　熊智波

**秘　书**　张丰聪

# 前言



中医药古籍是传承中华优秀文化的重要载体，也是中医学传承数千年的知识宝库，凝聚着中华民族特有的精神价值、思维方法、生命理论和医疗经验，不仅对于传承中医学术具有重要的历史价值，更是现代中医药科技创新和学术进步的源头和根基。保护和利用好中医药古籍，是弘扬中国优秀传统文化、传承中医学术的必由之路，事关中医药事业发展全局。

1949 年以来，在政府的大力支持和推动下，开展了系统的中医药古籍整理研究。1958 年，国务院科学规划委员会古籍整理出版规划小组在北京成立，负责指导全国的古籍整理出版工作。1982 年，国务院古籍整理出版规划小组召开全国古籍整理出版规划会议，制定了《古籍整理出版规划（1982—1990）》，卫生部先后下达了两批 200 余种中医古籍整理任务，掀起了中医古籍整理研究的新高潮，对中医文化与学术的弘扬、传承和发展，发挥了极其重要的作用，产生了不可估量的深远影响。

2007 年《国务院办公厅关于进一步加强古籍保护工作的意见》明确提出进一步加强古籍整理、出版和研究利用，以及

"保护为主、抢救第一、合理利用、加强管理"的方针。2009年《国务院关于扶持和促进中医药事业发展的若干意见》指出，要"开展中医药古籍普查登记，建立综合信息数据库和珍贵古籍名录，加强整理、出版、研究和利用"。《中医药创新发展规划纲要（2006—2020）》强调继承与创新并重，推动中医药传承与创新发展。

2003～2010年，国家财政多次立项支持中国中医科学院开展针对性中医药古籍抢救保护工作，在中国中医科学院图书馆设立全国唯一的行业古籍保护中心，影印抢救濒危珍本、孤本中医古籍1640余种；整理发布《中国中医古籍总目》；遴选351种孤本收入《中医古籍孤本大全》影印出版；开展了海外中医古籍目录调研和孤本回归工作，收集了11个国家和2个地区137个图书馆的240余种书目，基本摸清流失海外的中医古籍现状，确定国内失传的中医药古籍共有220种，复制出版海外所藏中医药古籍133种。2010年，国家财政部、国家中医药管理局设立"中医药古籍保护与利用能力建设项目"，资助整理400余种中医药古籍，并着眼于加强中医药古籍保护和研究机构建设，培养中医古籍整理研究的后备人才，全面提高中医药古籍保护与利用能力。

在此，国家中医药管理局成立了中医药古籍保护和利用专家组和项目办公室，专家组负责项目指导、咨询、质量把关，项目办公室负责实施过程的统筹协调。专家组成员对古籍整理研究具有丰富的经验，有的专家从事古籍整理研究长达70余年，深知中医药古籍整理研究的重要性、艰巨性与复杂性，履行职责认真务实。专家组从书目确定、版本选择、点校、注释等各方面，为项目实施提供了强有力的专业指导。老一辈专家的学术水平和智慧，是项目成功的重要保证。项目承担单位山东中医药大学、南京中医药大学、上海中医药大学、福建中医药大学、浙江省中医药研究院、陕西省中医药研究院、河南省中医药研究院、辽宁中医药大学、成都中医药大学及所在省市中医药管理部门精心组织，充分发挥区域间互补协作的优势，并得到承担项目出版工作的中国中医药出版社大力配合，全面推进中医药古籍保护与利用网络体系的构建和人才队伍建设，使一批有志于中医学术传承与古籍整理工作的人才凝聚在一起，研究队伍日益壮大，研究水平不断提高。

本着“抢救、保护、发掘、利用”的理念，该项目重点选择近60年未曾出版的重要古医籍，综合考虑所选古籍的保护价值、学术价值和实用价值。400余种中医药古籍涵盖了医经、基础理论、诊法、伤寒金匮、温病、本草、方书、内科、外科、女科、儿科、伤科、眼科、咽喉口齿、针灸推拿、养生、医案医话医论、医史、临证综合等门类，跨越唐、宋、金元、明以迄清末。全部古籍均按照项目办公室组织完成的行业标准《中医古籍整理规范》及《中医药古籍整理细则》进行整理校注，绝大多数中医药古籍是第一次校注出版，一批孤本、稿本、抄本更是首次整理面世。对一些重要学术问题的研究成果，则集中收录于各书的“校注说明”或“校注后记”中。

“既出书又出人”是本项目追求的目标。近年来，中医药古籍整理工作形势严峻，老一辈逐渐退出，新一代普遍存在整理研究古籍的经验不足、专业思想不坚定等问题，使中医古籍整理面临人才流失严重、青黄不接的局面。通过本项目实施，搭建平台，完善机制，培养队伍，提升能力，经过近5年的建设，锻炼了一批优秀人才，老中青三代齐聚一堂，有效地稳定了研究队伍，为中医药古籍整理工作的开展和中医文化与学术的传承提供必备的知识和人才储备。

本项目的实施与《中国古医籍整理丛书》的出版，对于加强中医药古籍文献研究队伍建设、建立古籍研究平台，提高古籍整理水平均具有积极的推动作用，对弘扬我国优秀传统文化，推进中医药继承创新，进一步发挥中医药服务民众的养生保健与防病治病作用将产生深远影响。

第九届、第十届全国人大常委会副委员长许嘉璐先生，国家卫生计生委副主任、国家中医药管理局局长、中华中医药学会会长王国强先生，我国著名医史文献专家、中国中医科学院马继兴先生在百忙之中为丛书作序，我们深表敬意和感谢。

由于参与校注整理工作的人员较多，水平不一，诸多方面尚未臻完善，希望专家、读者不吝赐教。

国家中医药管理局中医药古籍保护与利用能力建设项目办公室

二〇一四年十二月

# 许 序





"中医"之名立，迄今不逾百年，所以冠以"中"字者，以别于"洋"与"西"也。慎思之，明辨之，斯名之出，无奈耳，或亦时人不甘泯没而特标其犹在之举也。

前此，祖传医术（今世方称为"学"）绵延数千载，救民无数；华夏屡遭时疫，皆仰之以度困厄。中华民族之未如印第安遭染殖民者所携疾病而族灭者，中医之功也。

医兴则国兴，国强则医强。百年运衰，岂但国土肢解，五千年文明亦不得全，非遭泯灭，即蒙冤扭曲。西方医学以其捷便速效，始则为传教之利器，继则以"科学"之冕畅行于中华。中医虽为内外所夹击，斥之为蒙昧，为伪医，然四亿同胞衣食不保，得获西医之益者甚寡，中医犹为人民之所赖。虽然，中国医学日益陵替，乃不可免，势使之然也。呜呼！覆巢之下安有完卵？

嗣后，国家新生，中医旋即得以重振，与西医并举，探寻结合之路。今也，中华诸多文化，自民俗、礼仪、工艺、戏曲、历史、文学，以至伦理、信仰，皆渐复起，中国医学之兴乃属必然。

迄今中医犹为国家医疗系统之辅，城市尤甚。何哉？盖一则西医赖声、光、电技术而于20世纪发展极速，中医则难见其进。二则国人惊羡西医之“立竿见影”，遂以为其事事胜于中医。然西医已自觉将入绝境：其若干医法正负效应相若，甚或负远逾于正；研究医理者，渐知人乃一整体，心、身非如中世纪所认定为二对立物，且人体亦非宇宙之中心，仅为其一小单位，与宇宙万象万物息息相关。认识至此，其已向中国医学之理念“靠拢”矣，虽彼未必知中国医学何如也。唯其不知中国医理何如，纯由其实践而有所悟，益以证中国之认识人体不为伪，亦不为玄虚。然国人知此趋向者，几人？

国医欲再现宋明清高峰，成国中主流医学，则一须继承，一须创新。继承则必深研原典，激清汰浊，复吸纳西医及我藏、蒙、维、回、苗、彝诸民族医术之精华；创新之道，在于今之科技，既用其器，亦参照其道，反思己之医理，审问之，笃行之，深化之，普及之，于普及中认知人体及环境古今之异，以建成当代国医理论。欲达于斯境，或需百年欤？予恐西医既已醒悟，若加力吸收中医精粹，促中医西医深度结合，形成21世纪之新医学，届时“制高点”将在何方？国人于此转折之机，能不忧虑而奋力乎？

予所谓深研之原典，非指一二习见之书、千古权威之作；就医界整体言之，所传所承自应为医籍之全部。盖后世名医所著，乃其秉诸前人所述，总结终生行医用药经验所得，自当已成今世、后世之要籍。

盛世修典，信然。盖典籍得修，方可言传言承。虽前此50余载已启医籍整理、出版之役，惜旋即中辍。阅20载再兴整理、出版之潮，世所罕见之要籍千余部陆续问世，洋洋大观。

今复有“中医药古籍保护与利用能力建设”之工程，集九省市专家，历经五载，董理出版自唐迄清医籍，都400余种，凡中医之基础医理、伤寒、温病及各科诊治、医案医话、推拿本草，俱涵盖之。

噫！璐既知此，能不胜其悦乎？汇集刻印医籍，自古有之，然孰与今世之盛且精也！自今而后，中国医家及患者，得览斯典，当于前人益敬而畏之矣。中华民族之屡经灾难而益蕃，乃至未来之永续，端赖之也，自今以往岂可不后出转精乎？典籍既蜂出矣，余则有望于来者。

谨序。

第九届、十届全国人大常委会副委员长

許嘉璐

二〇一四年冬

# 王 序



中医学是中华民族在长期生产生活实践中，在与疾病作斗争中逐步形成并不断丰富发展的医学科学，是中国古代科学的瑰宝，为中华民族的繁衍昌盛作出了巨大贡献，对世界文明进步产生了积极影响。时至今日，中医学作为我国医学的特色和重要医药卫生资源，与西医学相互补充、相互促进、协调发展，共同担负着维护和促进人民健康的任务，已成为我国医药卫生事业的重要特征和显著优势。

中医药古籍在存世的中华古籍中占有相当重要的比重，不仅是中医学术传承数千年最为重要的知识载体，也是中医为中华民族繁衍昌盛发挥重要作用的历史见证。中医药典籍不仅承载着中医的学术经验，而且蕴含着中华民族优秀的思想文化，凝聚着中华民族的聪明智慧，是祖先留给我们的宝贵物质财富和精神财富。加强对中医药古籍的保护与利用，既是中医学发展的需要，也是传承中华文化的迫切要求，更是历史赋予我们的责任。

2010 年，国家中医药管理局启动了中医药古籍保护与利用能力建设项目。这既是传承中医药的重要工程，也是弘扬优秀民族文化的重要举措，不仅能够全面推进中医药的有效继承和创新发展，为维护人民健康作出贡献，也能够彰显中华民族的璀璨文化，为实现中华民族伟大复兴的中国梦作出贡献。

相信这项工作一定能造福当今，嘉惠后世，福泽绵长。

国家卫生和计划生育委员会副主任

国家中医药管理局局长

中华中医药学会会长

王国强

二〇一四年十二月

# 马 序





新中国成立以来，党和国家高度重视中医药事业发展，重视古籍的保护、整理和研究工作。自 1958 年始，国务院先后成立了三届古籍整理出版规划小组，分别由齐燕铭、李一氓、匡亚明担任组长，主持制定了《整理和出版古籍十年规划（1962—1972）》《古籍整理出版规划（1982—1990）》《中国古籍整理出版十年规划和“八五”计划（1991—2000）》等，而第三次规划中医药古籍整理即纳入其中。1982 年 9 月，卫生部下发《1982—1990 年中医古籍整理出版规划》，1983 年 1 月，中医古籍整理出版办公室正式成立，保证了中医古籍整理出版规划的实施。2002 年 2 月，《国家古籍整理出版“十五”（2001—2005）重点规划》经新闻出版署和全国古籍整理出版规划领导小组批准，颁布实施。其后，又陆续制定了国家古籍整理出版“十一五”和“十二五”重点规划。国家财政多次立项支持中国中医科学院开展针对性中医药古籍抢救保护工作，文化部在中国中医科学院图书馆专门设立全国唯一的行业古籍保护中心，国家先后投入中医药古籍保护专项经费超过 3000 万元，影印抢救濒危珍、善、孤本中医古籍1640余种，开展了海外中医古籍目录调研和孤本回归工作。2010年，国家财政部、国家中医药管理局安排国家公共卫生专项资金，设立了“中医药古籍保护与利用能力建设项目”，这是继1982～1986年第一批、第二批重要中医药古籍整理之后的又一次大规模古籍整理工程，重点整理新中国成立后未曾出版的重要古籍，目标是形成并普及规范的通行本、传世本。

为保证项目的顺利实施，项目组特别成立了专家组，承担咨询和技术指导，以及古籍出版之前的审定工作。专家组中的许多成员虽逾古稀之年，但老骥伏枥，孜孜不倦，不仅对项目进行宏观指导和质量把关，更重要的是通过古籍整理，以老带新，言传身教，培养一批中医药古籍整理研究的后备人才，促进了中医药古籍保护和研究机构建设，全面提升了我国中医药古籍保护与利用能力。

作为项目组顾问之一，我深感中医药古籍保护、抢救与整理工作的重要性和紧迫性，也深知传承中医药古籍整理经验任重而道远。令人欣慰的是，在项目实施过程中，我看到了老中青三代的紧密衔接，看到了大家的坚持和努力，看到了年轻一代的成长。相信中医药古籍整理工作的将来会越来越好，中医药学的发展会越来越好。

欣喜之余，以是为序。

中国中医科学院研究员

马继兴

二〇一四年十二月

# 校注说明

《神仙服饵》首页写明“不著撰人”，作者不可考。该书是一本收载修仙方药的加工和服食方法的书。全书内容分为神仙统论、神仙服草木药、神仙辟谷三部分。“神仙统论”论述了通过一定的服食方法，可以修炼成仙的观点：“若夫飞丹炼石，导引按跷，与夫服气辟谷，皆神仙之术所不废者。”“神仙服草木药”分为上、下两部分，认为草木中形质坚固者，如松、柏、茯苓之类可助人长寿；其他草木也都禀受四气之和，各有作用；并提出了服药的顺序应按“必先去三虫；三虫既去，次服草药；草药得力，次服木药；木药得力，次服石药”这样由粗到精的一个有序过程，收载了很多方药采集、炮制、服用的方法。“神仙辟谷”记述了“休粮辟谷”时服食的一些方药，还记述了“咽津法”“饮水法”等修炼方法。

《神仙服饵》的主要目的是为道家修仙所用，但可以将其所说的“神仙”看作是健康的一种理想状态，因此其内容具有养生学的意义，很多方剂对于延缓衰老、强身健体有较高价值。书中记载了关于茯苓、松脂、柏叶、黄精、菟丝子、枸杞子等药物的炮制和服用方法，对中药学和方剂学的研究也有较高价值。

《神仙服饵》作为单行本，现存版本为清虞山钱氏述古堂抄本，为清代藏书家钱曾所藏。钱曾，字遵王，为清代早期藏书家，江苏省常熟人，其藏书楼为“述古堂”。

根据对比发现，《神仙服饵》清虞山钱氏述古堂抄本与《圣济总录·神仙服饵门》前半部分内容相同，因此，《圣济总录》的相关版本可作为校本。《圣济总录》在金大定（1161—1189）中及元大德四年（1300）两次重刊，现仅存元大德间江浙行省刊本（简称大德本）。清代乾隆年间汪鸣珂燕远堂重刻过，但因其是多方搜求拼凑的，残缺删窜较多。明代嘉靖年间日本学者将元大德本带回日本，日本文化十年（1813）医官杉本良及丹波元胤将大德本与丹波氏家藏的古写本合校，用木活字印成聚珍版（以下简称聚珍本），是现存最完整准确的版本。聚珍本有2011年西南师范大学出版社、人民出版社的影印本。

本次校注以清虞山钱氏述古堂抄本为底本，以《圣济总录》聚珍本为校本，运用对校、本校、他校、理校的方法对该书进行校勘，并且对该书中出现的冷僻、费解词语及专业术语，用现代通俗语言进行解释。

校注原则如下：

1. 原书为竖排繁体，今改为横排简体，并加现代通用标点。文中凡表示文序的“右”均改为“上”。原书中的双行小字统一改为单行，字号小于正文。

2. 对个别字面古奥的语词加以释义注音。

3. 底本中常见的异体字、俗写字，均改为规范字，不出校记。如“煖”改为“暖”、“内”改为“纳”、“椎”改为“槌”等。

4. 凡书中出现的通假字一律保留，并出校记说明。

5. 原书没有目录，为阅读、检索方便，特附加目录。原书“神仙服草木药上”部分的“又方”标题较多，不再上目录。

目　录

**神仙统论** …………………… 一

**神仙服草木药上** ……… 二

采松脂方 ………………… 二
炼松脂方 ………………… 三
绝谷升仙不食方 ………… 五
服松根方 ………………… 六
服松叶方 ………………… 六
服柏实方 ………………… 七
服柏叶方 ………………… 七
采茯苓方 ……………… 一〇
炼茯苓方 ……………… 一〇
还精补脑，长生驻颜，神仙却老延年，茯苓散方 ……………………… 一〇
轻身不老，明耳目，强力，大茯苓丸方 …… 一三

**神仙服草木药下**……… 一八

吴真君服椒方 ………… 一八
张果先生服杏仁方 …… 一八
李八伯杏金丹方 ……… 一九
轻身延年仙术丸方 …… 二〇
去风润肌，壮筋骨，进饮食，枸杞散方 ……… 二一
明目驻颜，壮元气，润肌肤，枸杞煎方 ……… 二一
延年返老，补填骨髓，保固三田，胡麻丸方 … 二二
助气固精，保镇丹田，二精丸方 ……………… 二二
延年补益，疗万病，黄精丸方 ……………… 二二
明目进饮食，益精壮下元，菟丝子丸方 …… 二三
黄精酒方 ……………… 二三
神枕方 ………………… 二三
除百病，明耳目，延年却老，七精散方 ……… 二五
变白轻身，却老还童，除百疾，四扇散方 …… 二五
长年保命，地髓散方 … 二六
轻身延年，却老还童，灵

仙散方 ………………… 二六
还年复命，松实丸方 … 二六
益寿延年，去客热，胡麻散方 …………………… 二六
河上公益寿延年，芡实散方 …………………… 二七
却老驻颜，治腰脚，苍术木瓜丸方 …………… 二七
荡谷气，延寿命，轻身散方 …………………… 二七
返神归元，助气于坎室，回素散方 …………… 二八
固守三田，接养真气，秘元丹方 ……………… 二八
久久通灵，预知吉凶，神应丸方 ……………… 二八
治阴气太盛，五脏昏浊，食毕困乏，虽未中年，衰茶先至，消阴保真，护命丹方 …………… 二八
壮气海，润五脏，益精光，和心神，野云浆方 …………………… 二九
太上通神洞视，预知吉凶，上辨仙真，下察鬼魅，览圣丹 ……… 二九
益寿，地仙丸方 ……… 二九

**神仙辟谷** …………… 三〇

真人辟谷云母丸方 …… 三〇
辟谷，丹砂丸方 ……… 三〇
辟谷，凝灵膏方 ……… 三一
辟谷，木耳丸方 ……… 三一
辟谷，松蜡丸方 ……… 三一
辟谷，金花丸方 ……… 三二
辟谷延年，天门冬丸方 ………………………… 三二
辟谷，稻米杏仁方 …… 三三
辟谷，青粱米赤石脂丸方 ………………………… 三三
辟谷，五谷方 ………… 三三
辟谷，山精饼方 ……… 三三
辟谷，山精丸方 ……… 三四
辟谷，仙术丸方 ……… 三四
辟谷，枣术丸方 ……… 三五
辟谷，仙术茯苓丸方 … 三五
辟谷驻颜秘妙方 ……… 三五
辟谷，白术丸方 ……… 三六
辟谷，黄精地黄丸方 … 三六
治猝绝粮，饥惫欲死方 ………………………… 三六

# 神仙统论

嵇康之论养生曰："世或谓神仙可以学得，不死可以力致。"又曰："上寿百二十，古今所同，过此以往，莫非天妄，此皆两失。"康之大意，以谓神仙特受异气，禀之自然，非积学所能致。至于导养得理，以尽性命，上获千岁，下数百年，可有之耳。夫以康论养生则善矣，而独以神仙为不可学，何哉？黄帝之论天真，混元[①]之言道德，皆以虚无为宗，恬淡为本，至于《黄庭内景》[②]《金碧》[③]《参同》[④]，其为养生引年[⑤]之道，皆一道也，而独以神仙为不可学，则非也。昔黄帝问道于广成子[⑥]，广成子曰："无视无听，抱神以静，形将自正，必静必清，无劳汝形，无摇汝精，乃可长生。所谓道者，如此而已。"若夫飞丹炼石，导引按跷，与夫服气辟谷，皆神仙之术所不废者，今具列云。

---

① 混元：即老子。老子在道教中也称为"混元老君""混元上德皇帝"等。

② 黄庭内景：书名，全称为《上清黄庭内景经》，养生学著作。作者与成书年代待考。

③ 金碧：书名，全称为《金碧古文龙虎上经》，托名黄帝所作，内容为道家丹诀。

④ 参同：书名，全称为《周易参同契》，东汉魏伯阳著，道教早期经典。全书托易象而论炼丹，为现存最早的外丹学著作。

⑤ 引年：养生术语，延长年寿。出《礼记·王制》："凡三五养老，皆引年。"

⑥ 广成子：黄帝时期人，传说曾为黄帝老师，教黄帝修道。后道教奉为神仙。

# 神仙服草木药上

神仙服饵草木，必取其柯[①]叶坚固，形质不变，若松、柏、茯苓之类，其意盖以延年益寿为本。至于其他，非具五行之秀，则必备四气之和，其意深矣。《千金》谓服饵大法，必先去三虫[②]；三虫既去，次服草药；草药得力，次服木药；木药得力，次服石药。精粗相代，由粗以至精，其序不可紊也。

## 采松脂方

上常于立夏日，伐松横枝东西者，围二三尺，长一丈许者，倒地，以器盛，一头就下，日内曝之，其脂自流出，三四遍，取以和药。此脂特与生雄黄相宜，若坚硬者，更以酒于火上消之，汁出者，冷酒中引之。常以春三月，入衡岳之阴，取不见日月之松脂，炼而食之炼取不黏为度。服之百日，耐寒暑；二百日，益脏腑，久则神仙。

## 又方

上以日入时，破其向阴，以取其膏；破其向阳，以取其脂。脂膏等分，食之，可以通神灵。凿其阴阳[③]，令方

① 柯：草木的枝茎。

② 三虫：三种人体寄生虫。《诸病源候论》卷五十：“三虫者，长虫、赤虫、蛲虫。”这里泛指人体寄生虫病。

③ 凿其阴阳：即打通向阴、向阳的两面。

寸深五寸，还以皮掩其孔，无令风入，风入不可服也。以春夏取之，取讫密封，以泥涂之，勿泄气。

**又方**

上斫取老枯肥松及节，细劈长尺许，置甑[①]中蒸之，满甑中，其脂自流入釜中水内，数数取过，置冷水中，候凝，依法炼之。

**又方**

上松皮中有聚脂者，最第一，其根下亦有枝伤折处，亦有得不见日月处者，名阴脂，弥良。唯衡山东行五百里，有大松皆三四十围，其脂甚多。

**又方**

上夏至日取松脂法。河南少室山，有大松，取阴处断之，其脂膏流出，收入器中，依法炼之，去苦味，乃以白蜜[②]炼去沫，与脂等分相和得所[③]。每日服一升，无他物，只饮水自足，令人不饥。长服可以终身不食。初服一升，三日后只如弹丸大，消软服之，渴即饮水，令人不老。

**炼松脂方**

上取松脂，不拘多少，入釜中，添汤煮之，一炊久乃取。以新绵隔，滤入冷水中，与人对引之，如此三十次，

① 甑（zèng 赠）：古代的一种蒸食用具，底部有许多透蒸气的孔格，置于鬲上蒸煮，如同现代的蒸锅。

② 蜜：原文为“密”，据《圣济总录》聚珍本改。

③ 得所：适宜。

则成矣。

**又方**

松脂一斤　桑灰汁一石

上二味，以灰汁一斗于釜内，煮松脂三五沸，取接置冷水中，候凝，复煮之，如此十度乃止。逐度易灰汁，并换冷水，其脂白矣，取炼成白脂，研罗为末。每服一匙头，以酒或米饮调下，空腹日午、近晚服，若至十两以上，不饥。一年以后，夜视目明，久服不老。

**又方**

松脂一斤半①

上一味，以水五升煮之，候消去浊滓，取清好者，投冷水中，如是百二十遍止，不得辄率意便止。候四十遍辄一易汤，凡三易汤方成，以无苦味为度。其脂软白如泥。乃用白茯苓一片，捣罗为散，内炼成脂中，拌令得所，置冷处候可丸，丸如杏仁大。日吞三十丸，十日止。自不欲饮食，久当绝谷。

**又方**

松脂二十斤

上为一剂，以大釜中着水，釜上加甑，其甑中先用白茅铺衬令匀，茅上更着生黄土，约厚一寸许，乃着松脂，以物密盖，勿令泄气，其灶下用桑燃之，如釜中汤耗，添

① 一斤半：原文为“一斤斤”，据《圣济总录》聚珍本改。

暖水，蒸一炊久，乃接取脂入冷水中，候凝，更蒸如前法，三蒸毕乃止，其脂色如玉状，用以和药。取甘菊花、白茯苓等分为细末，和丸如梧桐子大。以酒下十丸，空心日午、近晚服。每蒸时，或酒洒如前法。

**又方**

松脂十斤炼成者　松实去皮三斤　柏实三斤　甘菊花五升

上四味捣研为末，炼蜜和丸，如梧桐子大。每服十丸，粥饮下，日三服。百日以上，不复饥。

**又方**

白松脂十二两，经十三遍炼者　白蜜一斤四两　白蜡一斤四两　白茯苓去黑皮，十二两，为末

上四味，都以大器内盛之，坐于甑内，勿令泄气，蒸之如炊一石米久，取出乃丸如梧桐子大。每服十丸，温酒下。如饥，复取十丸服之，不得食一切物，饮酒不过一合。

**又方**

松脂二斤，炼成者　远志去心，炒令微赤，七两

上二味，捣研为细末，炼白蜜和丸，如梧桐子大。每服三十[①]丸，米饮或温酒下，早晨、日午、近晚各一服。十五日后，不欲饮食。

**绝谷升仙不食方**

松实去皮　菊花等分

① 三十：原文为“三”，据《圣济总录》聚珍本改。

上二味捣末，以炼了[1]松脂和丸，如梧桐子大，或炼蜜为丸。每服十丸，酒下，日三服，可至二十丸。亦可作散，服两钱匕，空腹日午、近晚服。

**又方**

松实去皮

上于七月采未开口者，淘取沉水者控干，槌去皮捣末，酒服二钱匕，日三四服。亦可用松脂和丸，如梧桐子大。每服十丸，酒下，服经三百日，日行五百里。益精补脑，久服神仙。





**服松根方**

松根

上取东行者，剥白皮细锉曝干，捣罗为末，可饱食之，能绝谷，渴即饮水。

**服松叶方**

松叶

上于山涧高原处，采叶细切餐之，日服三合，令人不饥。阴干捣末，日服五钱匕，酒饮下亦得。治百病，轻身益气长年。

**又方**

松叶向四时随王方[2]采之可去地一丈者，锉如粟粒，曝干，五斗

---

① 炼了：即炼成。

② 王方："王"通"旺"。"王方"指与当旺之气对应的方向，如春季东方之气当旺，其王方则为东方，以此类推。

上一味，捣罗为末，以好酒拌作饼子，曝干，再捣罗为散。每服五钱匕，以酒饮调服，日三。令人轻身延年，体香绝谷不饥。忌鱼菜盐酱。





**服柏实方**

柏实

上于八月合房取，乃曝令坼[①]，其子自脱，用清水淘取沉者，控干，轻槌取人[②]，捣罗为细末。每服二钱匕，酒调下，冬月温酒下，早晨、日午、近晚各一服，稍增至四五钱。若绝谷者，取饱为度，渴即饮水，令人悦泽。一方用炼成松脂及白蜜，丸如梧桐子大，每服十丸、二十丸，日三服，酒下。

**又方**

柏子　雷丸　防风等分

上三味，捣罗为散。每服一钱匕，酒饮调下，日三服，令人壮盛辟谷。

**服柏叶方**

柏叶不拘时采，亦不拘多少

上一味，切，置甑中令满，盖甑蒸，约三石米久，蒸讫取于净器，以水淋百余遍讫，阴干捣罗为末。每服一合，食前酒下，日二服，渐增至一升，令人益气，辟谷不

① 坼（chè 彻）：裂开。

② 人：通“仁”。

饥。此仙人高子良方。

**又方**

柏叶

上取大盆穿作窍，以物塞窍，着柏叶于盆中，水浸，日一易水，七日以上，至二七日，乃覆盆内柏叶，甑中蒸之，令气彻便止，曝干捣罗为末，枣膏和之，如作干饭法，再曝再捣。每服一钱匕，水调下，日三服，久服不饥，渴即饮水。





**又，仙人服柏叶减谷方**

柏叶三十斤，勿杂枝

上取放不津器①内，以东流水浸之，令水于上出三寸，新盆覆盖，泥封三七日，漉②出阴干，勿令尘入，候干，捣罗为末；又取小麦三升净拣，纳柏叶汁中，封五六日出之，阴干，复纳之，封五六日，又出阴干，捣罗为末；更取大豆三升，炒熟去皮，捣罗为末，合三物搅和相得，纳囊中盛之。每服三合，酒饮调下，空腹日午、近晚服，食饮无妨。治万病，隆冬不寒，肠实不食。

**又方**

柏叶二十斤，着瓮中，以东流水浸二十一日，出，曝干，微炒，纳少炒盐　小麦一斗，纳浸柏叶汁中，三日出，曝干，又纳汁中，候尽止，出，曝干，炒令香

---

① 不津器：不渗水的器皿。

② 漉：滤。

上二味，捣罗为末，取猪肚脂二斤，细切，着末中，搅令匀。食前服一钱匕，酒饮下，早晨、日午、近晚服，二十日不饥。

**又方**

柏叶三斛

上熟蒸曝干，捣罗为末，取大麦三斗，炒令变色，磨面合和令匀。服多少自在，酒饮下。

**又方**

柏叶末，一斤四两，取细枝上及向上侧生者，每以孟月①，随四时生气方位采于背日处，倒垂阴干　白茯苓去黑皮，十二两　松叶末，一斤四两，采新②者长三分，锉捣，用清水三斗，煮取二斗，绞去滓令净

上三味，先取松叶汁二斗，煮茯苓至三四升，拨去火，待冷，漉出茯苓，研作粉，阴干为末，其余汁用拌柏叶末，于树阴下若高檐庑③下摊阴干，又和茯苓粉，捣罗为末，以酥四两拌匀，炼白蜜，待冷和剂，更捣半日，分为四五团，密器贮之，旋丸如梧桐子大。每服一百丸，加至二百丸。经一年，白发尽黑，齿落更生；兼治百病，消皯黯④，展面皱，长筋骨。勿食猪、鱼、六畜、生葱韭蒜、陈败、腥臭、粘滑、米、醋等。

---

① 孟月：春夏秋冬四季，每个季节的第一个月即为孟月。

② 新：原文为“薪”，据《圣济总录》聚珍本改。

③ 庑（wǔ 五）：堂下周围的廊屋。

④ 皯黯（gǎnzèng 赶赠）：皯，亦作皯。黧黑斑。

## 采茯苓方

松脂流入地，变为茯苓，遥望数里，其松赤色，视其肌理如布棋子断者，有茯苓也。仰视松枝所指，其上时有菟丝，或新雨过后无风云，夜以烛火临上灭者，亦有。乃以新布四丈环之，明日掘取。神物多变化，其形如飞鸟、走兽、龟鳖者，佳。便令曝干锉之，状如白牙，若只一块不似鸟兽物形者，乃松脂始变，不堪服。





## 炼茯苓方

上取茯苓上党[①]者，去黑皮，锉作块，如鸡子大，任多少置瓮中，其瓮近底，钻作窍，以木塞之，即下水，令没得药，每两日一换水，七日后，数以筋导却水，即取茯苓蒸，候熟，及热出之。置盘中揉搨[②]，拾去脉膜控干，乃入盆中，以木槌研极细，更下熟水搅和，先缝生绢为袋，以药汁倾袋中，以盆器盛汁，沥尽余滓更研，复取前汁搅浑，倾袋中如前法，候滓尽澄之，更倾去清汁，取稠汁纳帛袋中垂沥之，候水尽，取茯苓曝干，是为茯苓粉，可入诸药。若不如此，即脉膜损人，令人夭折，或作瘦病。

## 还精补脑，长生驻颜，神仙却老延年，茯苓散方

赤茯苓先用水煮三十沸，曝干，四两　菊花二两　钟乳取如

---

① 上党：地名。位于山西省东南部，是古时对长治的雅称。

② 搨：原文为“榻”，据《圣济总录》聚珍本改。

鹅管蝉翼光明者①，先入银器中，放在五六斗釜中，乃添水于釜内九分，釜底燃火，令如鱼目沸三复时，每一复②时换水，净洗刷，复添水，慢火煎令鱼目沸，日足，取出入乳钵内研极细，入水少许，更研如稀糊，乃取澄，曝干，更研如粉，一两　云母取黄白光明者，簇于大方砖上，以炭火七斤，煅通赤，从旦至暮，取出，去灰，捣罗为末，入绢袋于大盆中摆之，按揉令水内澄，取，曝干更研如粉。一两　菖蒲九节者，米泔浸三复时，逐日换泔，日足，切，曝干　栝蒌根　赤石脂研如粉，水飞过，曝干更研　山茱萸微炒　防风去叉　牛膝　菟丝子酒浸三日，控干，捣末　熟干地黄焙　续断　杜仲去粗皮，炙　山芋　蛇床子微炒　柏子仁　天雄炮裂，去皮脐　桂去粗皮　肉苁蓉酒浸，去皴皮，切，焙　牡丹皮　人参　天门冬去心，焙　石斛去根节　白术　石长生去根节，微炙　牡蒙　附子炮裂，去皮脐　苦参　玄参水洗，麸炒焦　独活去芦头　牡荆子　狗脊去毛　紫菀水洗，去土，曝干　干姜炮裂　黄芪炙，锉　泽泻　甘草水蘸，炙　芍药　巴戟天去心　沙参　远志去心，焙　石南叶暖水洗，控干炙　牡蛎捣末，水和作团转，飞取，曝干。各半两

上四十四味，捣研罗为散。每服一钱匕，温酒调下，日三服，空心日午、近晚各一。二十日见效③，四十五日诸疾并瘥，一年可还童④。

---

① 者：原文无，据《圣济总录》聚珍本加。
② 复：原文为“服”，据《圣济总录》聚珍本改。
③ 效：原文为“劾”，据《圣济总录》聚珍本改。
④ 童：原文为“重”，据《圣济总录》聚珍本改。

**又方**

白茯苓去黑皮　钟乳炼成者　云母炼成者　泽泻　菊花　杜仲去粗皮，炙　柏子仁　石斛去根节　山芋　熟干地黄焙　天门冬去心，焙　石南叶暖水洗，慢火炙　续断　肉苁蓉酒浸，去皴皮，切，焙。各一两　菖蒲九节者，米泔浸再宿，日换泔，净洗，切，焙干　天雄炮裂，去皮脐　菟丝子酒浸三日，控干，捣末　牛膝　山茱萸炒　五味子　蛇床子簸去秕。各一两半

上二十一味，捣研罗为散。每服一钱匕，酒调下，早晨、日午、近夜服；或炼蜜和丸，如梧桐子大，每服三三丸，温酒下，日再服。二十日见效，四十日万病悉除。忌犬肉、牛肉、生葱蒜、莱菔、羊血、醋等。

**又方**

白茯苓去黑皮，三斤　生干地黄焙　天门冬去心，焙　胡麻炒。各一斤

上四味，各捣罗为末，炼蜜拌匀。每服一匙，酒或浆水调下，日五六服；或作丸如梧桐子大，每服十丸。三十日知，百日力倍。

**又方**

白茯苓去黑皮，二十两　胡麻一斗二升，炒　泽泻八两

上三味，各捣罗为末，合捣三万杵。每服三钱匕，空服日午、近夜，酒或水下。

**又方**

白茯苓去黑皮　大麻子炒。各半斤

上二味，先取大麻子，以水五升研绞滤取汁，煮茯苓一炊久，令熟，取出曝干，捣罗为末。每服三钱匕，以温酒调下，空心近晚一日两服。如无酒，以新汲水调下。忌醋。

**又方**

白茯苓去黑皮，三斤，锉　甘草微炙，锉，二两

上二味，以水六斗，先纳甘草，煎取三斗，漉去滓澄清，纳白蜜三升，牛乳九升相和，煎茯苓，令乳蜜汁入茯苓尽，及热，挼[①]令散，择去赤膜，又更蒸熟，挼令如面，阴干。每服二钱匕，温酒下，日三四服，稍加之。

**又方**

白茯苓去黑皮　龙须陇西者。各二斤，细锉

上二味，捣罗为散。每服方寸匕，酒饮调下，日三服。

**又方**

白茯苓去黑皮，锉一斤

上一味，以糯米酒浸三宿，取出曝干，捣罗为末，收入瓷器中。每食时入一两钱末，拌食食之。久服精力百倍，延年不老。

**轻身不老，明耳目，强力，大茯苓丸方**

白茯苓去黑皮　茯神抱木者，去木　大枣　桂去粗皮。各

① 挼（ruó）：揉搓。

一斤　人参　白术　远志去心，炒黄　细辛去苗叶　石菖蒲九节者，米泔浸三日，日换泔，切，曝干。各二十两①　甘草八两，水蘸，劈破，炙　干姜十两，炮裂

上一十一味，捣罗为末，炼蜜黄色，掠去沫，停冷拌和为丸，如弹子大，每服一丸。久服不饥不渴，若曾食生菜果子。食冷水不消者，服之立愈。五脏积聚，气逆心腹切痛，结气腹胀，吐逆不下食，生姜汤下；羸瘦饮食无味，酒下。欲求仙未得诸大丹者，皆须服之，若能绝房室，不能断谷者，但服之，去万病，令人长生不老。合时须辰日辰时，于空室中，衣服洁净，不得令鸡犬、妇人、孝子见之。

**又方**

白茯苓去黑皮，锉碎，水浸四十九日，七日一易水，日足，蒸一复时，却入水中，安罗子内，以手缓缓挼去筋脉，令净澄，取曝干　柏叶依四时王方，采嫩枝上者，蒸令黄色，勿采道旁、冢墓上者　大麻子水浸一宿，曝干，炒，才闻一两声即出之，以净砖两口，磨取之　车前子　粳米炒　大豆黄炒令焦，取黄　蔓荆子水煮一复时，曝干　地骨皮去粗皮。各一升　人参　地肤皮蒸半炊久，曝干。各二升　黍米炒　麦门冬去心，焙　茯神去木。各半升

上一十三味，捣罗十一味为末，唯麦门冬、麻子仁熟捣极细，即和诸药令匀，炼蜜六十两，绵滤净器中，令

① 十二两：《圣济总录》聚珍本作“二十两”。

温，和搜诸药，更捣万杵，丸如小酸枣大，盛净器中，其药永不坏。若明朝欲服，隔夜须先服黍米粥一杯，次日平旦服五十丸，温青酒或粥饮下，日再服，即不饥。若三日内，腹中不安稳，更服之，出三四日，即四肢轻便，耳目聪明；若劳损者服之，气力强健，一年力倍。久服治大风诸气，补精髓，安魂魄，调荣卫，去尸虫，通神明，耐寒暑。合时五月五日、七月七日、冬腊日尤佳，其药并须大升大斤，不得欠少。若须食，即以葵子汤下去之，断谷方中，此为最妙。

**又方**

白茯苓炼成粉　柏叶蒸熟，曝干为末　车前子淘净，干地骨皮　大豆炒，取黄　蔓荆子煮令苦味尽，曝干。各五两

上六味，捣罗为末，炼蜜和捣二三千杵，为丸如梧桐子大。欲服时，隔夜食黍米粥令饱，次日服药二百丸，酒或井华水下。三日内不思食，亦不困人，三日外即不饥，饥即更服三五十丸补之。觉少疲乏，每三五日，以少粳米粉作拨刀①，食一盏许，不须盐醋。若虚困，每日服蔓荆子末两匙，以白蜜炼和之。忌房室。

**又方**

白茯苓炼成粉　云母炼成粉　天门冬粉各二斤　羊脂白沙蜜　白蜡各五斤　麻子油三斤　松脂炼成者，十斤

① 拨刀：原作“拔力”，据《圣济总录》聚珍本改。拨刀，即拨刀面，一种面食。

上八味，入银器中，微火煎令匀，紫色乃止。欲绝谷者，先作五肉、稻粮，食五日，乃少食，三日后方服此药，小弹子大，日三丸，三日九丸。即不饥，饥则更服，兼食枣脯。饮水无苦多，若要下，去药，取硝石葵子各五两捣罗为散，每服二钱匕，水一盏，同煎八分，去滓，日三服，药下食米粥一合，日三，日渐食淡食。

**又方**

白茯苓五斤，锉碎，甑中蒸一炊，曝干为末　白沙蜜三斤　柏脂七斤，静处作灶，泥大釜于上，加甑，取白茅锉令齐整，先入甑内衬，次安柏脂在上，釜内用石灰水蒸之，令消入釜中，去甑，接取釜内脂，入冷水中，以扇扇之，两人对引之三十过，复蒸如前三遍，逐遍换釜中石灰水，取柏脂再入甑釜中，用醋浆水深添，又如上法蒸之三遍，逐遍换醋浆水，① 满三遍，又以好酒入釜中添深，如上法三遍，蒸炼了。

上三味，炼白沙蜜和丸，如梧桐子大。每服十丸，酒下，冬月温酒下，饥者频服之，不饥为度。如饮酒不得，只以温水下。欲仙者，常取杏仁五枚，去皮尖细研，以水一小盏，同煎三五沸，成汤去滓，以下丸药。若却欲、去药食谷者，取硝石、葵子各一两熟研为散，以粥饮调服一钱匕，日再服，其药即出，稍稍食谷及葵羹，甚良。

**又方**

白茯苓去黑皮，一斤半　生干地黄焙，四两　天门冬一斤，

---

① 又如上法……醋浆水：原文漏此一句，据《圣济总录》聚珍本补。

去心焙　泽泻五两　胡麻一斗，炒作声

上五味，各捣罗为末，和令匀，蜜拌旋丸。每服如鸡子大，日五[①]六服，浆水或酒下。久之气力自倍。一方无泽泻而地黄与诸药等分，以蜜和为丸，酒服如上法。

**又方**

白茯苓去黑皮　天门冬去心，焙。各一斤　枣肉三十枚　麻子仁五升

上四味合和，于三硕米下蒸一炊久，合捣，蜜和，丸如鸡子黄大。早晨、近晚服一丸，渴即饮水。

① 五：原文为“立”，据《圣济总录》聚珍本改。

## 神仙服草木药下

### 吴真君[①]服椒方

椒性禀五行，其叶青，其皮赤，其花黄，其膜白，其实黑，暖丹腑，通血脉，助元气，消酒食毒，辟温邪气，安五脏，调三焦而热不上蒸，芳草之中，功皆莫及。

每金州椒一斤，拣去浮及合口者并目，银器内炒令透，地上铺纸两重，倾在纸上，用新盆合定，周回[②]以黄土培。半日许，其毒成汗自出，晒干，木臼内轻杵，取红皮四五两，再入铁臼杵为末，以木蜜[③]为丸，如梧桐子大，候干，纱袋盛，挂通风处。每日空心酒下十丸，至十五丸，半年加至二十丸，一年后加至二十五丸。

### 张果先生服杏仁方

杏仁安五脏，补筋骨，添血髓，益精神，强记明目，消痰癖，久服神仙。昔王子晋[④]、丁令威[⑤]服生杏人，皆致

① 吴真君：吴夲（979—1036），字华基，福建泉州府同安县人，曾任宋御医，后悬壶济世，深受人们敬仰。去世后被朝廷追封为大道真人、保生大帝。

② 周回：周围。

③ 木蜜：枣子的别名。

④ 王子晋：周灵王的太子，生性好道。后随道士浮丘公上嵩山修道。

⑤ 丁令威：道教崇奉的古代仙人，据《逍遥墟经》卷一记载，其为辽东人，曾学道于灵墟山，成仙后化为仙鹤。

神仙，盖生者气力全，熟则减半，又其性不与诸药相妨，唯忌不淘者白粳米甜水粥，食之少有不安，须臾即可。若客行逢此粥，但放冷，任食少多无妨。按《本草》："性温平，味苦。"久即美，服之三年，更不觉苦，唯觉更美。性不下气，能去膈上热，壮腰脚，服者当自知之。凡服去皮尖双仁，取黄色者尤妙，每于平旦空腹，未漱口时，取生杏仁二七枚，口中退皮尖，熟嚼令津液半口咽之，如行一里，任食诸食。如欲延年者，任食肉及荤辛；如欲腾升者，即不得食一切肉及荤辛，任畜[①]妻子，营养[②]庸作[③]。肉者易败之物，所以无益于长生之道，仙家忌之；能断诸肉，即仙道易成。或服生杏仁，一年百病自除，二年身轻目明，视彻千里。





### 李八伯[④]杏金丹方

取肥实杏仁五斗，以布袋盛，用井花水[⑤]同浸三日，次入甑中，以帛复之，上布黄沙五寸，炊一日，去沙取出，又于粟中炊一日，又于小麦中炊一日，又于大麦中炊一日，压取油五升澄清，用银瓶一只，打如水缾[⑥]样，入

---

① 畜：养育。

② 营养：经营、蓄养。

③ 庸作：受雇而为人劳作的人。

④ 李八伯：又名李八百，道教人物。

⑤ 井花水：清晨初汲的井水。

⑥ 缾（píng 平）：同"瓶"。

油在内，不得满，又以银圆叶，可①瓶口大小盖定，销银汁灌固口缝，入于大釜中，煮七复时，常拨动看油结，打开取药入器中，火消成汁，倾出放冷，其色如金，后入臼中，捣之堪丸，即丸如黄米大。空心旦暮酒下，或用津液下二十丸。久服保气延年，变白，除万病。





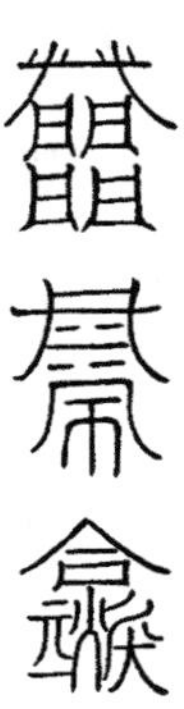

合丹时用朱书此符三道，衣领中带之

**轻身延年仙术丸方**

苍术肥者，米泔浸，不计多少，夏秋浸三日，春冬浸七日，竹刀刮去皮，水洗净，甑上蒸半日，作片子焙干，石臼内木杵为末，炼蜜为丸，如梧桐子大。每日早晨、日午，酒下五十丸。服至十年后，用南烛②蒸黑米饭食之，

---

① 可：沿着，就着。

② 南烛：杜鹃花科越橘属，常绿灌木或小乔木，枝叶与子可强筋益气力，固精驻颜。

能引腹中成术人①，即神灵矣。时烧退发两茎②，若无发气，即术人形具矣。

**去风润肌，壮筋骨，进饮食，枸杞散方**

上于正月上寅日，采枸杞根，洗去土，阴干杵末。于二月上卯日服，每日空心日午、夜卧，水调下三钱匕，或温酒亦得，服及一季，即见奇功。又于四月上巳日采苗，五月上建日③服；七月上建日采叶，八月上建日服；十月上建日采子以水洗去肉，只取其实服之，十一月上建日服。余并同前法。

**明目驻颜，壮元气，润肌肤，枸杞煎方**

采枸杞子，不拘多少，去蒂，清水净洗，淘出控干，用夹布袋一枚，入枸杞子在内，于净砧上槌压，取自然汁，澄一宿去清，石器内慢火熬成煎，取出瓷器内收。每服半匙头，温酒调下，久服大有益。如合时天色稍暖，其压下汁更不用经宿，其煎熬下，三两年并不损坏。如久远服，多煎下亦无妨。

---

① 术人：原文作“木人”，据聚珍本改。术人：拥有某种超乎常人技能的人。

② 两茎：聚珍本作“一两茎”。

③ 建日：旧时黄历中，在每个日子的下面标有：建、除、满、平、定、执、成、收、破、危、开、闭字样，说明该日吉凶。建日宜于建基立业，破土、开斧、开光、安座，此外一切均不宜。

**延年返老，补填骨髓，保固三田[①]，胡麻丸方**

胡麻半升

上一味，拣去土研碎，以米醋三升，瓷器中煮尽醋后，入茯苓[②]、人参、云母粉各一两，同丸如梧桐子大。每服二十丸，甘泉水下，不拘时候。

**助气固精，保镇丹田，二精丸方**

黄精去皮　枸杞子各二斤

上二味，于八九月间采服，先用清水洗黄精一味令净，控干细锉，与枸杞子相和，杵碎拌令匀，阴干再捣，罗为细末，炼蜜为丸，如梧桐子大。每服三五十丸，空心食前温酒下。常服助气固精，补镇丹田，活血注颜，长生不老。

**延年补益，疗万病，黄精丸方**

黄精十斤，净洗，蒸令烂熟　白蜜三斤　天门冬三斤，去心，蒸令烂熟

上三味，拌和令匀，置于石臼内，捣一万杵，再分为四剂，每一剂再捣一万杵，过烂取出，丸如梧桐子大。每服三十丸，温酒下，日三不拘时[③]。久服神仙矣。

---

① 三田：指上中下三丹田。

② 茯苓：原文无，据聚珍本补。

③ 时：原文无，据聚珍本补。

## 明目进饮食，益精壮下元，菟丝子丸[1]方

菟丝子一斤，酒浸三日，控干，捣细末　甘菊花去土，捣细末

上二味，拌和令匀，炼白蜜为丸，如梧桐子大。每日前晨至晚后食前，以温酒送下二十丸至三十丸。进食倍常，频频泄气，是药之应。若诸般眼疾，黑花昏暗甚者，并宜服之。

## 黄精酒方

黄精去皮，五斤　天门冬去心，三斤　松叶　枸杞根[2]各五斤

上四味，捣为粗末[3]，以水三石，入前药在内，煮取二石，用糯米一石，细曲半秤，蒸米同曲，入在前药水中，封闭二七日熟。任性饮之，延年益寿，返老还童，除万病。

## 神枕方

汉武帝东狩至太山[4]下，见一老父锄地道侧，头上有白毫光，高数尺，怪而问之，老父对曰：臣年八十有五时，头白齿落。有道士教臣绝谷，但服术饮水，并作神枕

① 丸：原文无，据聚珍本补。
② 枸杞根：原文为“枸杞”，据聚珍本改。
③ 捣为粗末：原文为“捣末为粗”，据聚珍本改。
④ 太山：即泰山。

枕之，中有三十二味药，其二十四味[①]，以当二十四气，其八味毒，以应八风。臣行之，白发更黑，齿落更生，日行三百里，臣今年一百八十岁矣。帝受其方，赐之彩帛，老人云：当入岱山，十年复还乡里，三百年后，乃不复还也。其法用五月五日、七月七日，采山阳[②]柏木，长一尺二寸，高四寸，广三寸五分，容一斗二升，柏心赤者为盖，悉厚四分，密致钻盖上孔如容黍粟，三行，行四十，孔[③]一百二十。

当归　芎䓖　白芷　辛夷　杜仲去粗皮　藁本去苗土　肉苁蓉　柏实　薏苡仁　蘼芜　秦椒去目及合口者　木兰皮　蜀椒去目及合口者　桂去粗皮　干姜　飞廉　防风去叉　款冬花　人参　桔梗　白薇　荆实　山蓟　白鲜皮

以上应二十四气。

乌头去皮　附子去皮、尖　藜芦去芦头　皂荚　莽草　半夏　矾石　细辛去苗、叶。各半两

以上应八风。

上三十二味，并生㕮咀，纳枕中，毒者安下，香者安上，既满，即用竹丁钉盖，四边悉用蜡封，唯上不用封，乃以绛纱三重裹之。枕及一百日，筋骨强壮，身面光泽，即去一重纱；二百日血气充实，百疾皆愈，又去一重；三



① 其二十四味：原文无，据聚珍本补。

② 山阳：即山的南面。古代以山南水北为阳。

③ 孔：原作“九”，据《普济方》卷二五五“神枕法”改。

百日又去一重①。一年一易，其药每起时用蜡纸裹，以缯囊盛之，每用冬至为首。三年后，齿发益壮，容色还童矣。

**除百病，明耳目，延年却老，七精散方**

茯苓，天之精三两　地黄花，土之精　桑寄生，木之精各二两　菊花，月之精一两一分　竹实，日之精　地肤子，星之精　车前子，雷之精各一两三分②

上七种，上应日月星辰，欲合药者，以四时王相日③，先斋戒九日，别于静室内焚香修合，捣罗为细散。每服三方寸匕，以井花水调下，面向阳服之，须阳日一服，阴日二服，满四十九日即验。地黄花须四月采，竹实似小麦，生蓝田竹林中。

**变白轻身，却老还童，除百疾，四扇散方**

松脂炼成者　泽泻　白术　干姜炮　云母粉制如常法　桂去粗皮　菖蒲石上者　生干地黄焙干

上八味各等分，捣罗为散。每日两食前，以清酒调下三方寸匕；或以蜜丸如梧桐子大，清酒服十五丸。百日即效。

---

① 三百日又去一重：原文无，据聚珍本补。

② 各一两三分：原文无，据聚珍本补。

③ 王相日：农历每月初二、初三、初五、二十为王相日。古代认为这几日受孕而诞生的子女成人后均为帝王、将相命格，即大富贵之人。

**长年保命，地髓散方**

生干地黄四两　莎草根　茜根　地骨皮洗，焙　庵闾[1]子　茅根各一分

上六味，择日修合，春用甲子，夏用丙子，秋用庚子，冬用壬子，捣罗为细散。每日早晨，温酒调下一钱匕，午后再服。五十日后，诸疾不生，身体轻强，久服神效。

**轻身延年，却老还童，灵仙散方**

白茯苓去黑皮　巨胜子去皮，炊一日　天门冬去心，焙　白术　桃仁去皮尖，炒　干黄精各一两

上六味，捣罗为细散。每于食前水饮下三方寸匕，日二服；或以蜜丸如赤小豆大，每服三十丸，温水下。

**还年复命，松实丸方**

松实和皮用　柏实净拣，各三斤　松脂炼成，十斤　甘菊花五升

上四味，同捣罗为细末，炼蜜和捣五六百下，丸如梧桐子大。每日食后午前，温米饮下二十丸，渐加至三十丸。服至百日不饥，颜色光润。

**益寿延年，去客热，胡麻散方**

胡麻子　白茯苓去黑皮　生干地黄焙　天门冬去心，焙。

① 闾：原文为“蔄”，据聚珍本改。

各八两

上四味，捣罗为细散。每服方寸匕，食后温水调下。

**河上公[①]益寿延年，芡实散方**

干鸡头[②]实去皮　忍冬茎叶拣无虫污，新肥者　干藕各一斤

上三味，于甑内炊熟，曝干，捣罗为细散。每日食后，新汲水调下一钱匕。

**却老驻颜，治腰脚，苍术木瓜丸方**

苍术一斤，米泔浸五宿，切，焙干为末　木瓜一枚，瓷楪[③]盛，饭甑内蒸烂，去皮核

上取木瓜，研如糊，拌苍术末，丸如梧桐子大，焙干，用黄蜡不拘多少，于铫[④]内熔，将药于蜡内拌匀取出，筛子纳纸衬滚过。每日空心盐酒任下三十丸。

**荡谷气，延寿命，轻身散方**

黄芪二斤，锉，生姜汁煮三十沸，焙干

上一味，捣罗为散，入甘草、茯苓、人参、山芋、云母粉各一钱拌匀。每服一钱匕，入盐少许，汤点服，不拘时候。

---

① 河上公：西汉齐地琅琊一带方士，黄老哲学的集大成者，黄老道的开山祖师，曾为《道德经》作注。

② 头：原文作“豆”，据聚珍本改。

③ 楪：古同“碟”，盛食物的小盘。

④ 铫（diào 吊）：一种便携小金属锅。

## 返神归元，助气于坎室，回素散方

泽泻四两

上一味细锉，捣罗为散，入丹砂、云母粉各一分和之。每日服一钱匕，米饮调下。

## 固守三田，接养真气，秘元丹方

半夏一斤，浆水浸七日，切作半破　斑蝥四十九枚，去翅足　薜荔叶二两　糯米一分

上四味，同于铫内炒，候半夏赤黄色，先以纸铺地，急倾药于纸上，瓦盆盖之一宿，去三味，只取半夏为末，酒糊丸如梧桐子大。空心温酒下二十丸。

## 久久通灵，预知吉凶，神应丸方

预知子去皮　茯神去木，各半两　远志去心　桂去粗皮，各一分

上四味，捣罗为末，酒糊丸如梧桐子大。每月初二日、初六日，乳香汤下七丸。

## 治阴气太盛，五脏昏浊，食毕困乏，虽未中年，衰苶[①]先至，消阴保真，护命丹方

天麻锉　牛膝去苗，锉。各四两　天仙子一升，淘净，炒黄

上三味，以绢袋盛，浸酒中，七日七夜，取药炒干为末，用浸药酒作面糊，丸如梧桐子大。每日空心酒下二

① 苶（niè 聂）：疲倦，精神不振。

十丸。

**壮气海，润五脏，益精光，和心神，野云浆方**

糯米三升

上一味，以井水三斗煮熟，滤取饮，入蜜半升搅匀，入云母粉二两，丹砂末一钱，白茯苓、人参末各一两，同煎至七升。每服半盏，温冷任意。

**太上通神洞视，预知吉凶，上辨仙真，下察鬼魅，览圣丹**

紫芝　石菖蒲锉，焙　预知子去皮　茯神去木　石决明　草决明炒　密蒙花各二两　鸦睛十四枚阴干

上八味，捣罗为末，炼蜜和丸，如梧桐子大。空心净水下二十丸。

**益寿，地仙丸方**

甘菊三两　枸杞二两　巴戟天去心，二两　肉苁蓉酒浸一宿，洗净，切片，焙干四两

上四味，捣罗为末，炼蜜和丸，如梧桐子大。每日空心盐汤或酒下三十丸。久服清头目，补益丹田，驻颜润发。春秋枸杞、菊花加一倍，冬夏苁蓉、巴戟加一倍，服饵勿令断绝。

## 神仙辟谷

论曰：人以胃气为本，水谷所以致养。山林之士，乃有休粮辟谷者，其说悉本神农之书，究其性味，非养气而轻身，则必坚重而却老。神仙之术，有出乎此，理或然也。

**真人辟谷云母丸方**

云母粉　大豆黄　白茯苓去黑皮　松脂炼　巨胜汤脱皮，蒸　蜡炼。各一斤　椒去目及闭口者，炒出汗。十两

上七味，捣研五味为末[1]，炼松脂并蜡蜜和剂。初服如弹丸大，温酒下，日再服。

**辟谷，丹砂丸方**

丹砂研，水飞过　白蜡各一斤

上二味，先细切白蜡，铜器煮清酒令沸，投蜡于酒中，候蜡销，置器于冷水中，蜡凝，复将丹砂末投于酒蜡中，拌和令匀，再置于铜器中，用柳木篦子不住手搅，勿令猛火，候煎成膏，取出放于不津瓷器中，可丸即丸如梧桐子大。每服十丸，温水下。每一服，得三七日不饥，又一服，一月不饥，再一服，得一百日不饥，从此三服以后，每百日一服。如服药后，觉渴饮冷水一盏。服至周岁

① 末：原文为“味”，据聚珍本改。

已外，自觉身轻体健，延年不老[①]，即不饥矣。如欲饮食之时，先煮淡葵菜吃一次，然后每日依常饮食无碍。

**辟谷，凝灵膏方**

茯苓一十八斤，为细末　松脂一十二斤　松子仁六斤，为末　柏子仁六斤，为末

上四味，先取白蜜七斗，纳于铜器中，微火煎一日一夜，次下外三味，搅令匀，微火再煎七日七夜取出。每服如鸡子大一丸，温酒下，后十日再服一鸡子大，三十日更服一鸡子大，满四剂，当得延年不老。若治癞病，加石硫黄、石胆末各半两。

**辟谷，木耳丸方**

木耳捣末　大豆炒熟，捣末。各八两　大枣煮熟去皮核，研一升

上三味，炼蜜和丸，如鸡卵大。有食日服一丸，无食日服二丸，逢食即食，无食亦不饥矣。

**辟谷，松蜡丸方**

松脂炼，一斤十二两　白蜡一斤四两　酥半斤　蜜一斤四两　白茯苓去黑皮，捣末，十两

上五味，先取松脂、白蜡、酥、蜜四味，入瓷器内盛密封，坐于二斗黍米甑内同蒸，候米熟取出，纳以茯苓

① 不老：原文作“尽老”，据聚珍本改。

末，杖搅和之，再密①封如前，经五日，即开，捣和为丸，如梧桐子大。每服五丸，酒下，早晨、近晚服。十日后即服一丸，若饥，加至二丸三丸。服此药时，不得食一切物，服尽即不食。亦可延年。

**辟谷，金花丸方**

金箔　雄黄油煎，九日九夜，研如粉　丹砂研如粉，水飞，取浮者曝干　白茯苓去黑皮，水淘取浮者，曝干捣末。各一钱

上四味，用白胶香二两，入少酒，煎如稀饧汁和之，捣一千二百杵，丸如绿豆大，合时不得见鸡犬、妇人、孝子。每服温水下一丸，三七日不饥，又服一丸，百日不饥，从此以后，每一百日一丸。服时前三日，须先吃淡面食，至平旦日未出时，取一粒，面东服讫，连咽十下，叩齿三十六通。若此后欲食，即食少果子通肠，不食即已，不得食水果子等，永不饥矣。

**辟谷延年，天门冬丸方**

天门冬去心　白茯苓去黑皮　白蜡　白蜜　白羊脂去膜。各一斤

上五味，先捣罗天门冬、茯苓二味为末，次以清酒五升，入大铛②中煎三沸，纳羊脂煎三五沸，又纳蜜并蜡煎五沸，掠去沫，次入天门冬、茯苓末，用柳木篦不住手搅



① 密：原文为“蜜”，据聚珍本改。
② 铛（chēng 撑）：一种平底浅锅。

令匀，火勿令猛，候煎成膏可丸，乃丸如樱桃大。又取大杏仁一升，汤浸去皮尖双仁，研如膏，倾入净通油瓷瓶内，坐慢灰火中，纳前药丸子于杏仁膏中，养令色白，即取离火。每服三丸，空腹温酒下。

**辟谷，稻米杏仁方**

稻米三斗水浸一宿，曝干　杏仁三升，汤去皮尖，双仁细研，水三升，浸一复时，澄去滓

上二味，以杏仁汁浸米一宿炊之，曝干又浸，尽汁乃止，捣为末。每服一升，十日后，三日服一升，一月后十日服一升，即不饥矣。

**辟谷，青粱米赤石脂丸方**

青粱米一升　赤石脂三斤为末

上二味，以水浸令相和，置温处三二日，上生衣，乃取捣丸如李子大。日服三丸，即不饥矣。如渴，当以少水饮之，可以远行。

**辟谷，五谷方**

粳米　黍米　小麦　麻子熬　大豆黄各五合

上五味捣末，以白蜜一斤，煎一沸去沫，和拌为丸，如李子大。每服一丸，冷水下，即不饥矣。

**辟谷，山精饼方**

术一斗，净刮去皮，洗摊令浥浥①，细锉

① 浥（yì 义）浥：润湿貌。

上一味捣碎，用水三斛，先纳术于大釜中，次入水一斛五斗，文武火煮之，水耗旋添，尽三斛，煮至二日二夜，绞去滓，取汁用黍米一斗五升，净淘控令浥浥，先纳汁在釜中，次入米，煮至六七沸，又下饴五斤，微火煎至三斗乃熟，取出，置案上曝干，拌作饼子，四方断之，令如梳大，阴干。每日食三饼，轻身益寿。

**辟谷，山精丸方**

术一斗，净刮去皮，洗，控令浥浥，细锉

上一味捣碎，以清酒二升，净瓮中浸之，一日一夜，绞去滓，纳铜器中，入釜以重汤煮之，又入白蜜一斤、阿胶[①]四两煎之，搅令相得，候如膏，即丸如弹子大，放干，盛不津器中。每服一丸，细嚼酒下，日三服。久服面体光泽，百病除去，轻身延年。

**辟谷，仙术丸方**

术一斛，净刮去皮，洗，控令浥浥，细锉

上一味捣碎，纳净瓮中，水二斛，浸一宿，取出纳大釜中，煮令减半，加清酒五斗，煮至一斛，绞去滓，再纳釜中，微火煎之，又入炒大豆黄、天门冬末各二斗，更煎搅和令匀，候如膏，丸如弹子大，放干，盛不津器中。每服三丸，细嚼温水下，日三服。久服耐风寒，延年不老。



① 胶：原文为“搅”，据聚珍本改。

## 辟谷，枣术丸方

术一斛，净刮，去皮，控令浥浥，细锉

上一味捣碎，以水一石五斗，纳釜中煮之，稍益水至三石，煮至三斗，绞去滓，却纳铜器中，入白蜜六斤四两，成炼松脂粉二斤半，枣膏二斤半，文火煎之，搅和令匀，候凝如膏，丸如弹子大，放干，盛不津器中。每服三丸，含化咽之，日三服。久服长生不老。

## 辟谷，仙术茯苓丸方

术五斤，净刮去皮，洗，控令浥浥，细锉　白茯苓三斤，去黑皮，捣末

上二味，先将术捣碎，以水三斗，纳釜中煮之，至五升，绞去滓，加茯苓末，搅和令匀如膏，丸如弹子大，放不津瓷器中。每服一丸，细嚼温水下，日三服。久服活血驻颜，耐风寒，延年不老。

## 辟谷驻颜秘妙方

白茯苓三斤，捣为粉，以生绢袋盛于水盆中渍之，候水清，取粉曝干　栗黄三斤，晒干，捣罗为末　胡麻五斤，九蒸九曝，除去皮，取三斤，末

上三味，取青州枣三斗，以水五斗，于大釜中，先煮令烂，去皮核，以布袋绞取瓤，却于煮枣水内，慢火熬令稠，候冷入诸药为膏。每日空心及晚各服一合，酒调下亦

得。此是神仙所服，切在秘密①，勿传非人，其功不可具述。忌食米醋。

### 辟谷，白术丸方

白术三斤，捣为细末　生黄精三斗，净洗，控干，捣碎，绞取汁　蜜一斤

上三味，先将黄精汁一味，于釜中用文火煎熬，取汁三升，再入蜜一斤，并将前白术末却纳汁中，煎成膏，丸如弹子大，令干，盛不津器中。每服三丸，含化咽之②，日三服。宁少服，令有常，不须多而中辍③，渴则饮水。久服绝谷轻身，长生不老。

### 辟谷，黄精地黄丸方

生黄精一斗，净洗，控干，捣碎，绞取汁　生地黄三斗，净洗，控干，捣碎，绞④取汁

上二味汁合和，纳釜中，文火煎减半，入白蜜五斤，搅匀，更煎成膏，停冷丸如弹子大，放干，盛不津器中。每服一丸，含化咽之，日三服。久服长生。

### 治猝绝粮，饥惫欲死方

凡修行家，忽到深山无人之地，或堕涧谷深井之中，无食者，便应咽津、饮水、服气以代之。




---

① 密：原为“蜜”，据聚珍本改。
② 之：原文作“子”，据聚珍本改。
③ 中缀：中断。
④ 绞：原文无，据聚珍本补。

咽津法：开口，舌柱上齿，取津咽之。一日得三百六十咽，佳；渐习至千咽，自然不饥。三五日中小疲极，过此渐觉轻强。

饮水方：凡遇有水无器，即以左手盛水，咒曰："承掾吏[①]之赐，真人之粮，中正赤黄，行无过城，诸医以自防。"咒毕，三叩齿，以右手指，三握左手，如此三道，即饮之，后咒如此。若有杯器盛取，尤佳。亦左手执右手，以小物扣之，如法，日饮三升，便不饥。若人多，大器盛水，就地持咒扣齿如法，向王饮之。周行山泽间，更食松柏叶助之。

凡取松柏叶，细切一二合嚼之，以水咽，一日中可食三二升，佳。

又，掘取白茅根净洗，并松柏叶等分，三物细切曝干，捣罗为末，以水嚼咽之。

又，取蜡，食如钱大一片，一日不饥。

又，取大豆五升，挼令光明匝[②]热，以水服半合，早晨、近晚共服一合。服尽此，则可度五十日。

又，取赤小豆一升，半炒，大豆黄[③]一升，半焙，二味捣末。每服一合，新水下，日三服。尽此三升，可度十日。

又，取术、天门冬、黄精、葳蕤、贝母，或生或熟，皆可单食，及木上耳，及檀、榆白皮食之，并辟饥。若遇谷贵绝粮，应预合之，以授贫者。

---

① 掾吏：官府中辅助官吏的通称。

② 匝：遍。

③ 大豆黄：原文为"大黄豆"，据聚珍本改。

# 总 书 目

## 医 经

内经博议
内经提要
内经精要
医经津渡
素灵微蕴
难经直解
内经评文灵枢
内经评文素问
内经素问校证
灵素节要浅注
素问灵枢类纂约注
清儒《内经》校记五种
勿听子俗解八十一难经
黄帝内经素问详注直讲全集

## 基础理论

运气商
运气易览
医学寻源
医学阶梯
医学辨正
病机纂要
脏腑性鉴
校注病机赋
内经运气病释
松菊堂医学溯源
脏腑证治图说人镜经
脏腑图说症治合璧

## 伤寒金匮

伤寒考
伤寒大白
伤寒分经
伤寒正宗
伤寒寻源
伤寒折衷
伤寒经注
伤寒指归
伤寒指掌
伤寒选录
伤寒绪论
伤寒源流
伤寒撮要
伤寒缵论
医宗承启
桑韩笔语
伤寒正医录
伤寒全生集
伤寒论证辨
伤寒论纲目
伤寒论直解

伤寒论类方
伤寒论特解
伤寒论集注（徐赤）
伤寒论集注（熊寿试）
伤寒微旨论
伤寒溯源集
订正医圣全集
伤寒启蒙集稿
伤寒尚论辨似
伤寒兼证析义
张卿子伤寒论
金匮要略正义
金匮要略直解
高注金匮要略
伤寒论大方图解
伤寒论辨证广注
伤寒活人指掌图
张仲景金匮要略
伤寒六书纂要辨疑
伤寒六经辨证治法
伤寒类书活人总括
张仲景伤寒原文点精
伤寒活人指掌补注辨疑

## 诊　　法

脉微
玉函经
外诊法
舌鉴辨正
医学辑要
脉义简摩
脉诀汇辨
脉学辑要
脉经直指
脉理正义
脉理存真
脉理宗经
脉镜须知
察病指南
崔真人脉诀
四诊脉鉴大全
删注脉诀规正
图注脉诀辨真
脉诀刊误集解
重订诊家直诀
人元脉影归指图说
脉诀指掌病式图说
脉学注释汇参证治

## 针灸推拿

针灸节要
针灸全生
针灸逢源
备急灸法
神灸经纶
传悟灵济录
小儿推拿广意
小儿推拿秘诀
太乙神针心法
杨敬斋针灸全书

## 本　　草

药征

药鉴

药镜

本草汇

本草便

法古录

食品集

上医本草

山居本草

长沙药解

本经经释

本经疏证

本草分经

本草正义

本草汇笺

本草汇纂

本草发明

本草发挥

本草约言

本草求原

本草明览

本草详节

本草洞诠

本草真诠

本草通玄

本草集要

本草辑要

本草纂要

药性提要

药征续编

药性纂要

药品化义

药理近考

食物本草

食鉴本草

炮炙全书

分类草药性

本经序疏要

本经续疏

本草经解要

青囊药性赋

分部本草妙用

本草二十四品

本草经疏辑要

本草乘雅半偈

生草药性备要

芷园臆草题药

类经证治本草

神农本草经赞

神农本经会通

神农本经校注

药性分类主治

艺林汇考饮食篇

本草纲目易知录

汤液本草经雅正

新刊药性要略大全

淑景堂改订注释寒热温平药性赋

用药珍珠囊　珍珠囊补遗药性赋

## 方　书

医便

卫生编

袖珍方

仁术便览

古方汇精

圣济总录

众妙仙方

李氏医鉴

医方丛话

医方约说

医方便览

乾坤生意

悬袖便方

救急易方

程氏释方

集古良方

摄生总论

摄生秘剖

辨症良方

活人心法（朱权）

卫生家宝方

见心斋药录

寿世简便集

医方大成论

医方考绳愆

鸡峰普济方

饲鹤亭集方

临症经验方

思济堂方书

济世碎金方

揣摩有得集

亟斋急应奇方

乾坤生意秘韫

简易普济良方

内外验方秘传

名方类证医书大全

新编南北经验医方大成

## 临证综合

医级

医悟

丹台玉案

玉机辨症

古今医诗

本草权度

弄丸心法

医林绳墨

医学碎金

医学粹精

医宗备要

医宗宝镜

医宗撮精

医经小学

医垒元戎

证治要义

松厓医径

扁鹊心书

素仙简要

慎斋遗书

折肱漫录

济众新编

丹溪心法附余

方氏脉症正宗

世医通变要法

医林绳墨大全

医林纂要探源

普济内外全书

医方一盘珠全集

医林口谱六治秘书

识病捷法

## 温　　病

伤暑论

温证指归

瘟疫发源

医寄伏阴论

温热论笺正

温热病指南集

寒瘟条辨摘要

## 内　　科

医镜

内科摘录

证因通考

解围元薮

燥气总论

医法征验录

医略十三篇

琅嬛青囊要

医林类证集要

林氏活人录汇编

罗太无口授三法

芷园素社痎疟论疏

## 女　　科

广生编

仁寿镜

树蕙编

女科指掌

女科撮要

广嗣全诀

广嗣要语

广嗣须知

孕育玄机

妇科玉尺

妇科百辨

妇科良方

妇科备考

妇科宝案

妇科指归

求嗣指源

坤元是保

坤中之要

祈嗣真诠

种子心法

济阴近编

济阴宝筏

秘传女科

秘珍济阴

黄氏女科

女科万金方

彤园妇人科

女科百效全书

叶氏女科证治

妇科秘兰全书

宋氏女科撮要

茅氏女科秘方

节斋公胎产医案

秘传内府经验女科

## 儿　　科

婴儿论

幼科折衷

幼科指归

全幼心鉴

保婴全方

保婴撮要

活幼口议

活幼心书

小儿病源方论

幼科医学指南

痘疹活幼心法

新刻幼科百效全书

补要袖珍小儿方论

儿科推拿摘要辨症指南

## 外　　科

大河外科

外科真诠

枕藏外科

外科明隐集

外科集验方

外证医案汇编

外科百效全书

外科活人定本

外科秘授著要

疮疡经验全书

外科心法真验指掌

片石居疡科治法辑要

## 伤　　科

正骨范

接骨全书

跌打大全

全身骨图考正

伤科方书六种

## 眼　　科

目经大成

目科捷径

眼科启明

眼科要旨

眼科阐微

眼科集成

眼科纂要

银海指南

明目神验方

银海精微补

医理折衷目科

证治准绳眼科

鸿飞集论眼科

眼科开光易简秘本

眼科正宗原机启微

## 咽喉口齿

咽喉论

咽喉秘集

喉科心法

喉科杓指

喉科枕秘

喉科秘钥

咽喉经验秘传

## 养　　生

易筋经

山居四要

寿世新编

厚生训纂

修龄要指

香奁润色

养生四要

养生类纂

神仙服饵

尊生要旨

黄庭内景五脏六腑补泻图

## 医案医话医论

纪恩录

胃气论

北行日记

李翁医记

两都医案

医案梦记

医源经旨

沈氏医案

易氏医按

高氏医案

温氏医案

鲁峰医案

赖氏脉案

瞻山医案

旧德堂医案

医论三十篇

医学穷源集

吴门治验录

沈芊绿医案

诊余举隅录

得心集医案

程原仲医案

心太平轩医案

东皋草堂医案

冰壑老人医案

芷园臆草存案

陆氏三世医验

罗谦甫治验案

临证医案笔记

丁授堂先生医案

张梦庐先生医案

养性轩临证医案

养新堂医论读本

祝茹穹先生医印

谦益斋外科医案

太医局诸科程文格

古今医家经论汇编

莲斋医意立斋案疏

## 医　　史

医学读书志

医学读书附志

## 综　　合

元汇医镜

平法寓言

寿芝医略

杏苑生春

医林正印

医法青篇

医学五则

医学汇函

医学集成

医学辩害

医经允中

医钞类编

证治合参

宝命真诠

活人心法（刘以仁）

家藏蒙筌

心印绀珠经

雪潭居医约

嵩厓尊生书

医书汇参辑成

罗氏会约医镜

罗浩医书二种

景岳全书发挥

新刊医学集成

寿身小补家藏

胡文焕医书三种

铁如意轩医书四种

脉药联珠药性食物考

汉阳叶氏丛刻医集二种